BEI GRIN MACHT SICH IHR WISSEN BEZAHLT

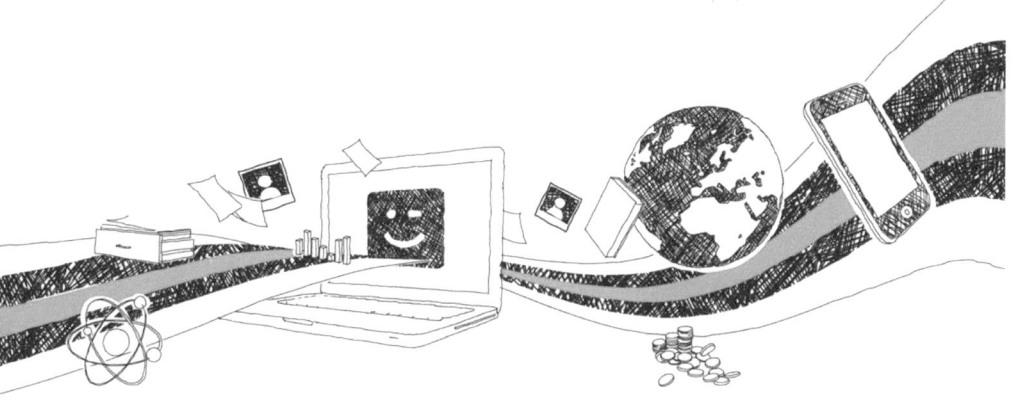

- Wir veröffentlichen Ihre Hausarbeit,
  Bachelor- und Masterarbeit

- Ihr eigenes eBook und Buch -
  weltweit in allen wichtigen Shops

- Verdienen Sie an jedem Verkauf

Jetzt bei www.GRIN.com hochladen und kostenlos publizieren

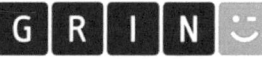

Bibliografische Information der Deutschen Nationalbibliothek:

Die Deutsche Bibliothek verzeichnet diese Publikation in der Deutschen National-
bibliografie; detaillierte bibliografische Daten sind im Internet über http://dnb.d-
nb.de/ abrufbar.

Dieses Werk sowie alle darin enthaltenen einzelnen Beiträge und Abbildungen
sind urheberrechtlich geschützt. Jede Verwertung, die nicht ausdrücklich vom
Urheberrechtsschutz zugelassen ist, bedarf der vorherigen Zustimmung des Verla-
ges. Das gilt insbesondere für Vervielfältigungen, Bearbeitungen, Übersetzungen,
Mikroverfilmungen, Auswertungen durch Datenbanken und für die Einspeicherung
und Verarbeitung in elektronische Systeme. Alle Rechte, auch die des auszugsweisen
Nachdrucks, der fotomechanischen Wiedergabe (einschließlich Mikrokopie) sowie
der Auswertung durch Datenbanken oder ähnliche Einrichtungen, vorbehalten.

Impressum:

Copyright © 2012 GRIN Verlag
Druck und Bindung: Books on Demand GmbH, Norderstedt Germany
ISBN: 9783656158080

Dieses Buch bei GRIN:

https://www.grin.com/document/191100

Jens Dell´Anna

Pay for Performance (P4P) im Gesundheitswesen

Konzeption und Qualitätsmessung

GRIN Verlag

GRIN - Your knowledge has value

Der GRIN Verlag publiziert seit 1998 wissenschaftliche Arbeiten von Studenten, Hochschullehrern und anderen Akademikern als eBook und gedrucktes Buch. Die Verlagswebsite www.grin.com ist die ideale Plattform zur Veröffentlichung von Hausarbeiten, Abschlussarbeiten, wissenschaftlichen Aufsätzen, Dissertationen und Fachbüchern.

Besuchen Sie uns im Internet:

http://www.grin.com/

http://www.facebook.com/grincom

http://www.twitter.com/grin_com

PAY FOR PERFORMANCE IM GESUNDHEITSWESEN

Konzeption und Qualitätsmessung

Essay im Rahmen des Masterseminars am Institut für Management öffentlicher Aufgaben, Abteilung BWL des öffentlichen Bereichs und Gesundheitswesens, an der Fakultät für Wirtschafts- und Organisationswissenschaften, an der Universität der Bundeswehr in München.

Name: **Jens A. Dell´Anna (B.Sc.)**
               März 2012

Inhaltsverzeichnis

1. Einleitung

In der heutigen Vergütungslandschaft ist es mittlerweile zum Standard geworden, dass die Mitarbeiter einer Organisation am Erfolg dieser partizipieren sollen. Immer häufiger werden Vergütungsmodelle oder –strukturen sichtbar, bei denen ein Mitarbeiter in Abhängigkeit seines Erfolges, eine entsprechend adjustierte Entlohnung erhält. Hierbei besteht das Entgelt aus zwei Elementen. Zum Einen aus einer fixen und erfolgsunabhängigen Komponente und zum Anderen aus einem variablen, leistungsorientierten Teil. Diese Art der Vergütung lässt sich auch im Bereich des Gesundheitswesens wiederfinden. Hierbei wird davon ausgegangen, dass neben einer fest vereinbarten Kostenerstattung für Gesundheitsausgaben der Leistungserbringer, eine variable Vergütung in Abhängigkeit des Leistungserfolges gezahlt wird. Pay for Performance (P4P) stellt hierbei den zentralen Aspekt dieses Gedankens dar und bedeutet im Kern, dass es ein System der Kostenerstattung gibt, die den Leistungserbringern je nach Erfüllungsgrad der vorgegebenen Leistungskriterien vergüten (P4P-Research, 2011).

In dieser Arbeit werden zu Beginn die Grundgedanken des P4P-Ansatzes skizziert und die jeweiligen Zielvorstellungen dieser Vergütungsstruktur dargelegt. Es soll verdeutlicht werden, wie dieser Ansatz in die Landschaft des Gesundheitswesens eingeordnet ist und welche Rolle dabei die Leistungserbringer spielen. Im dritten Kapitel wird die Problematik der Erfolgsmessung dargestellt und anhand des Qualitätsmodells nach A. Donabedian beschrieben. Im Schluss werden weitere Problemfelder der Operationalisierbarkeit des Erfolgs im Rahmen des P4P-Ansatzes aufgezeigt.

2. Das Konzept des P4P-Ansatzes

Der P4P-Ansatz ist als ein externes Anreizsystem im Rahmen der finanziellen Erstattung für Gesundheitsleistungen, beispielsweise von niedergelassenen Ärzten oder Krankenhäusern zu verstehen. Es hat das Ziel die Leistungserbringer zu motivieren, um einen möglichst hohen Grad an Erfüllung von vordefinierten Zielen zu erlangen. Hierbei werden Ansatzpunkte monetärer und nicht-monetärer Entlohnung angewendet, die das Ziel haben die Behandlungsqualität zu steuern und zu verbessern (Klusen, Meusch & Piesker, 2011, S. 92). Dieses Zwei-Komponentenschema wurde durch eine kalifornische Gesellschaft für integrierte Versorgung (Integrated Healthcare Association – IHA) in den neunziger Jahren entwickelt und findet ihre Anwendung auch im deutschen Gesundheitswesen (Amelung, 2009, S. 15).

Zum einen besteht der P4P-Ansatz aus einer erfolgsorientierten Vergütung, die direkte Auswirkungen auf das Einkommen eines Leistungserbringers haben. Zum Anderen beinhaltet es das Public Reporting, welches eine Art öffentlich zugängliches Bewertungs- bzw. Reputationssystem darstellt und somit die indirekten Auswirkungen auf den Leistungserbringer beschreiben. Weitere Erkenntnisse und Gründe für diesen Aufbau lassen sich nach E. Henley im *Journal of Family Practise* finden (Henley, 2005) und werden auch im Rahmen der Studie der DxCG Gesundheitsanalytik GmbH vom Juni 2009 weiter fokussiert (Amelung & Zahn, 2009).

Die Komponente der erfolgsorientierten Vergütung hat das Ziel, die Anbieter von Gesundheitsleistungen bei ihrer Leistungserstellung zu steuern und zielgerichtet zu motivieren. Sie sollen Anstrengungen zur Kostensenkung und zur Erhöhung der Leistungsqualität aufbringen und dementsprechend erfolgsorientiert vergütet werden. Neben dieser Steuerungs- und Anreizfunktion beinhaltet diese Komponente auch eine gewisse Verteilungsfunktion. Diese stellt sicher, dass den Leistungserbringern ein leistungsgerechtes Einkommen gewährleistet und gleichzeitig eine ungerechte Belastung der Leistungsfinanzierer unterbunden wird (Klusen, Meusch & Piesker, 2011, S. 95). Die technischen und ordnungspolitischen Rahmenbedingungen sind wichtige Voraussetzungen, um diesen Teil des P4P-Ansatzes erfolgsversprechend durchsetzen zu können. Einerseits sind innovative Vertragsformen im Bereich des selektiven Kontrahierens, wie beispielweise die Integrierte Versorgung (§ 140a-d Sozialgesetzbuch, fünftes Buch (SGB V)) oder auch die hausarztzentrierte Versorgung (§ 73b SGB V), wichtige Rahmenkonzepte zur Etablierung dieses Teilansatzes (Klusen, Meusch & Piesker, 2011, S.

89). Andererseits muss auch eine gewisse Akzeptanz seitens der Leistungserbringer, für diese innovative Idee der Managed-Care-Instrumente bestehen. Weitere Ausführungen und Ziele in Bezug auf die erfolgsorientierte Vergütung im Rahmen des P4P-Ansatzes lassen sich im *Report 2007* des Sachverständigenrates zur Begutachtung der Entwicklung im Gesundheitswesen finden (SVR, 2007).

Die zweite Komponente des P4P-Ansatzes stellt das Public Reporting dar. Dieses Prinzip versucht die Leistungsfähigkeiten und Qualifikationen der Anbieter von Gesundheitsleistungen transparent darzustellen und zu bewerten. Auf diese Weise wird dem Patienten eine gewisse Verantwortung zugeteilt. Zum Beispiel wird ein niedergelassener Arzt in Abhängigkeit seiner Patientenzufriedenheit, die wiederrum abhängig vom Behandlungserfolg ist, auf einer öffentlichen Plattform bewertet und präsentiert. Anerkennung, Wertschätzung oder Auszeichnungen sind klassische Aspekte, die in so einer Reputationssystematik im Rahmen eines nicht-monetären Anreizsystems Anwendung finden (Amelung & Zahn, 2009, S. 12). Das priorisierte Ziel dieser zweiten Komponente des P4P-Ansatzes stellt die Transparenz dar. Dieser Aspekt wird zum Einen dadurch unterstrichen, dass beispielsweise ein Leistungsanbieter mit schlechten Behandlungsergebnissen, auch eine weniger gute Reputation erfährt und sich somit Leistungsempfänger von ihm abwenden. Zum Anderen wird gewährleistet, dass sich der Patient seinen geeignetsten Leistungserbringer aussuchen kann, so dass der Transparenz im Rahmen der Entscheidungs- und Orientierungshilfe Rechnung getragen wird (Klusen, Meusch & Piesker, 2011, S. 92-94). Um den Patienten ein größtmöglichen Informationszugang zu bieten, werden zum Großteil auf Internetplattformen alle wichtigen Informationen zur Verfügung gestellt. So wurde beispielsweise gemeinsam mit Dachverbänden von großen Patienten- und Verbraucherorganisationen die *Weiße Liste* erstellt (www.weisse-liste.de). Eine weitere Informationsquelle stellt die *FOCUS Ärzteliste* dar, welches die 1.500 Top-Mediziner Deutschlands kürt (Focus-Magazin, 2010).

Einleitend wurde dargestellt, dass es sich bei dem P4P-Ansatz um ein externes Anreizsystem handelt, welches das Ziel hat, die Behandlungsqualität zu verbessern. Sowohl die Komponente der erfolgsorientierten Vergütung, als auch das Public Reporting nutzen zur Bewertung der Leistungen einen Qualitätsmaßstab, das heißt, sie messen inwieweit ein qualitatives Leistungsziel erreicht wurde. Die Schwierigkeit hierbei stellt die Operationalisierbarkeit des Begriffs Qualität dar. Gerade im Gesundheitswesen ist es schwierig von objektiver Qualitätsmessung zu sprechen, da zuvor ein Konsens über die Festlegung der Messparameter gefunden werden muss und die Frage geklärt werden muss, wie gemessen werden kann (Amelung & Zahn, 2009, S. 27-28). Ausgehend von dieser Problematik wird im nachfolgenden Kapitel das Qualitätsmodell nach A. Donabedian erläutert, welches als Grundmodell der Qualität im Bereich der Gesundheitsforschung gilt (Sunol, 2000, S. 452).

3. Das Qualitätsmodell nach A. Donabedian

Professor Avides Donabedian (*1919, †2000) war ein amerikanischer Wissenschaftler an der Harvard School of Public Health und veröffentlichte 1966 ein Artikel über die Klassifikation von Methoden zur Qualitätsmessung. Für den Bereich des Gesundheitswesens definierte Professor Donabedian darin den Qualitätsbegriff, als den Übereinstimmungsgrad zwischen den Zielen des Gesundheitswesens und der tatsächlich geleisteten Versorgung. In diesem Modell erarbeitete er drei Dimensionen heraus, um das Verständnis und die Differenzierung des Qualitätsbegriffs im Gesundheitswesen besser darzustellen (Sunol, 2000, S. 452). Diese Systematisierung gilt als Basis für Qualitätsdiskussionen und findet auch bei anderen Wissenschaftlern eine große Anerkennung (Hämmerle, Estelmann & Schwandt, 2007, S. 3). Donabedian (1980, S. 79) gliedert den Qualitätsbegriff in die drei Dimensionen,

- Strukturqualität,
- Prozessqualität und
- Ergebnisqualität.

Im weiteren Verlauf werden die einzelnen Qualitätsindikatoren näher beschrieben und im Kapitel vier dieser Arbeit mit weiteren Problemfeldern der Messbarkeit zusammenfassend dargestellt.

3.1 Strukturqualität

Die erste Dimension befasst sich mit dem organisatorischen und physischen Rahmen, um Gesundheitsleistungen anbieten und erfüllen zu können. Die Gesundheitsberichterstattung des Bundes (GBE) erläutert, dass die passenden Voraussetzungen vorhanden sein müssen, damit die Leistungen regelgerecht und gut verrichtet werden können (GBE, 2006, S. 172). Die Strukturqualität beschreibt somit finanzielle, technische und personelle Ressourcen, die für die Erbringung der Patientenbehandlungen notwendig sind. Parameter für eine hohe Strukturqualität sind beispielsweise Fort- und Weiterbildungen der Mitarbeiter, die

Nutzung von medizinischen Geräten des neusten Standes oder auch Zertifizierungen bestimmter Behandlungsmethoden (Emmert, 2008, S. 15). Diese Indikatoren lassen sich leicht operationalisieren, da sie sich technisch oder operativ abbilden lassen. Sie bilden das Grundpotential einer erfolgreichen Zielerfüllung und sind daher als erstes der drei Dimensionen zu betrachten. Die Strukturqualität bildet somit die Voraussetzung der beiden darauffolgenden Dimensionen der Trilogie.

3.2 Prozessqualität

Die Prozessqualität befasst sich mit allen Maßnahmen und Behandlungsschritten bei der unmittelbaren Erbringung von Gesundheitsleistungen. Diese Dimension analysiert die einzelnen Prozessschritte und vergleicht diese mit den vorgegebenen Erfolgskriterien, anhand von Guidelines oder Checklisten (Emmert, 2008, S. 16). Es wird hier „das Ziel verfolgt, die für die Behandlung erforderlichen Prozessschritte der diagnostischen, therapeutischen und pflegerischen Maßnahmen" zu betrachten und zu optimieren (Emmert, 2008, nach Gorschlüter, 1999, S. 18). Die Operationalisierung der Prozessqualität wird durch die Intensität und Beschaffenheit der Kommunikation zwischen Leistungserbringern und Leistungsempfängern bestimmt. So wird beispielsweise die Güte anhand von Checklisten bewertet, die Parameter über die Informationspolitik oder das Kooperationsverhalten von niedergelassenen Ärzten aufweisen. Diese Dimension stellt hohe Anforderungen an die Datengrundlage der Kommunikation und birgt dadurch Risiken bei der objektiven Messung und Bewertung von Qualität im Gesundheitswesen (Emmert, 2008, S. 16-17). Sie ist daher nur im Verbund mit den anderen beiden Dimensionen anwendbar, um eine medizinische Leistung im Rahmen des P4P-Ansatzes bewertend zu vergüten.

3.3 Ergebnisqualität

Die letzte Dimension des Qualitätsmodells nach Donabedian beschreibt die tatsächliche Verbesserung des Gesundheitszustandes eines Leistungsempfängers, das heißt, inwieweit das Behandlungsziel qualitativ erreicht wurde. Die Perspektive wird hierbei auf den Patienten gerichtet und es können beispielhaft Fragen gestellt werden, wie: Wurde der Gesundheitszustand wieder hergestellt? Ist die Lebensqualität nach der Behandlung wieder angestiegen? Wie zufrieden ist der Patient mit der abgeschlossenen Behandlung?

Die Antworten auf diese Fragen lassen sich als Outcome einer medizinischen Leistung verstehen (Emmert, 2008, S. 17). Die GBE des Bundes determiniert die Ergebnisqualität als wichtigsten Beurteilungsmaßstab im Rahmen der Qualitätsmessung von ärztlichen

Diensten (GBE, 2006, S. 172). Dennoch bestehen auch hier Messungenauigkeiten, wie beispielsweise bei der Erfolgsmessung unheilbarer Erkrankungen oder den Einfluss des individuellen Patientenverhaltens auf die Therapie. Diese können allerdings durch die wechselseitige Einflussnahme der drei Dimensionen im Verbund reduziert werden.

4. Zusammenfassung

Das Qualitätsmodell von A. Donabedian zeigt, wie die Qualität von Anbietern von Gesundheitsleistungen gemessen und bewertet werden kann. Zudem wurde ersichtlich, dass diese Dimensionen nur in gemeinsamer Verbindung miteinander, ein realitätsnahes Abbild des Behandlungserfolges darlegen können. Dieses dritte Kapitel skizziert somit einen möglichen Ansatzpunkt der Vergütungsvoraussetzungen des P4P-Ansatzes. Wie in Kapitel zwei gezeigt, benötigt die leistungsorientierte Vergütung ein Instrument der Messung, um entsprechend fair und objektiv einen Leistungserbringer zu vergüten. Neben der Problematik der Qualität bestehen noch weitere Aspekte, die bei einer Messung kritisch zu betrachten sind. In einem Artikel des *Bayerischen Zahnärzteblattes* aus dem Jahr 2009, wird die Kausalität zwischen Behandlung und Ergebnis hinterfragt. Darin wird gezeigt, dass die Therapietreue eines Patienten (Compliance) eine entscheidende Rolle für den Behandlungserfolg darstellt (Reißig, 2009, S. 10). Des Weiteren müssen die vorgegebenen Leistungsziele (vergleiche Checklisten aus Kapitel 3.2) deutlich artikuliert sein, um eine Akzeptanz seitens der Leistungserbringer hervorzubringen. Schließend ist an dieser Stelle der Leitfaden nach Scheppach, Emmert und Schöffski, als weiterführende Literatur zum Thema, Pay for Performance im Gesundheitswesen und dessen Einführung, zu empfehlen (Scheppach, Emmert & Schöffski, 2011).

Literaturverzeichnis

Amelung, V. (2009). *Pay-for-Performance (P4P) - Sichern neue Vergütungsbedingungen bessere Ergebnisse?* Abgerufen am 9. Februar 2012 von http://www.bks.tu-berlin.de/SS09/090506_Amelung.pdf

Amelung, V. & Zahn, T. (2009). *Pay-for-Performance (P4P) - Der Business Case für Qualität?* Berlin: DxCG Gesundheitsanalytik GmbH.

Donabedian, A. (1980). *The Definition of Quality and Approaches to its Assessments.* Michigan: Health Administration Press.

Emmert, M. (2008). *Pay for Performance (P4P) im Gesundheitswesen - Ein Ansatz zur Verbesserung der Gesundheitsversorgung?* Burgdorf: HERZ.

Focus-Magazin. (2010). *Focus.de.* Abgerufen am 9. Februar 2012 von http://www.focus.de/magazin/fakten_auf_abruf/aerzteliste-2010-wie-recherchiert-focus-die-aerztelisten_aid_549400.html

GBE. (2006). Struktur-, Prozess- und Ergebnisqualität. In Gesundheitsberichterstattung, *Gesundheit in Deutschland.* Berlin: Robert Koch Institut.

Gorschlüter, P. (1999). *Das Krankenhaus der Zukunft: Integriertes Qualitätsmanagement zur Verbesserung von Effektivität und Effizienz.* Stuttgart.

Hämmerle, P., Estelmann, A. & Schwandt, M. (2007). *Moderne Verfahren der Qualitätsberichterstattung im Krankenhaus.* Burgdorf: Schriften zur Gesundheitsökonomie 9.

Henley, E. (Juli 2005). Pay-for-Performance: What can you expect? *Journal of Family Practise* , S. 609-612.

Klusen, N., Meusch, A. & Piesker, J. (2011). *Pay for Performance - weder Königs- noch Holzweg.* Abgerufen am 8. Februar 2012 von http://www.andreas-meusch.de/resources/Nomos31_p4p.pdf

P4P-Research. (2011). *Pay for Performance Research Clearinghouse.* Abgerufen am 8. Januar 2012 von http://www.p4presearch.org/node/36

Reißig, M. (2009). Mehr Effizienz durch leistungsorientierte Vergütung? *Bayerisches Zahnärzteblatt* , S. 9-11.

Scheppach, M., Emmert, M. & Schöffski, O. (2011). *Pay for Performance (P4P) im Gesundheitswesen - Leitfaden für eine erfolgreiche Einführung.* Burgdorf: HERZ.

Sunol, R. (2000). Avides Donabedian. *International Journal for Quality in Health Care - Oxford Journals (Vol. 12,6)* , S. 451-454.

SVR. (2007). *Sachverständigenrat - Cooperation and Responsibility - Prerequisites for Target-Oriented Health Care.* Abgerufen am 9. Februar 2012 von http://www.svr-gesundheit.de/Gutachten/Gutacht07/KF2007-engl.pdf

BEI GRIN MACHT SICH IHR WISSEN BEZAHLT

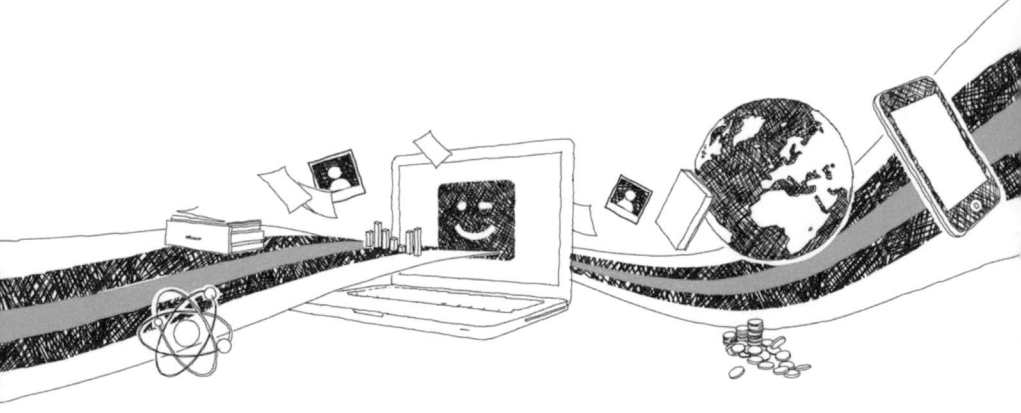

- Wir veröffentlichen Ihre Hausarbeit,
  Bachelor- und Masterarbeit

- Ihr eigenes eBook und Buch -
  weltweit in allen wichtigen Shops

- Verdienen Sie an jedem Verkauf

Jetzt bei www.GRIN.com hochladen und kostenlos publizieren

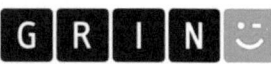